RAPPORT VI.

CONFÉRENCE INTERNATIONALE DU TRAVAIL
TROISIÈME SESSION
GENÈVE, OCTOBRE 1921

RAPPORT SUR L'INTERDICTION DE L'EMPLOI DE LA CÉRUSE DANS LA PEINTURE

SIXIÈME QUESTION
INSCRITE A L'ORDRE DU JOUR

GENÈVE
BUREAU INTERNATIONAL DU TRAVAIL
1921

Imprimé pour le
BUREAU INTERNATIONAL DU TRAVAIL
par les
IMPRIMERIES RÉUNIES S. A.
Lausanne (Suisse).

AVIS PRÉLIMINAIRE

L'Avis qui a été inséré en tête de chacun des questionnaires préparés par le Bureau international du Travail sur les divers points de l'ordre du jour de la troisième session de la Conférence internationale du Travail, indiquait que le Bureau international du Travail procéderait, d'après les réponses qui lui parviendraient et qui lui feraient connaître l'avis des divers Gouvernements, à l'élaboration d'un rapport général contenant certaines suggestions destinées à servir de base à des projets de conventions ou à des recommandations.

Conformément à ces indications, la présente brochure, qui constitue le rapport mentionné dans l'Avis préliminaire, comprend : les réponses reçues des divers Gouvernements, un résumé d'ensemble de ces réponses et un exposé des conclusions auxquelles elles semblent conduire. Il contient enfin le texte d'un avant-projet de convention qui a paru pouvoir servir de base aux discussions de la Conférence.

Ont pu être utilisées pour la rédaction de ce rapport, les réponses des Gouvernements suivants : Afrique du Sud, Allemagne, Autriche, Belgique, Canada, Danemark, Espagne, Finlande, Grande-Bretagne, Grèce, Inde, Japon, Norvège, Pays-Bas, Pologne, Roumanie, Royaume des Serbes, Croates et Slovènes, Suède, Suisse, Tchéco-Slovaquie.

Les réponses des Gouvernements reçues postérieurement au 23 juillet, seront insérées dans un rapport supplémentaire qui sera distribué plus tard.

En plus du présent rapport, le Bureau international du Travail prépare sur cette question de l'interdiction de l'emploi de la céruse dans la peinture un résumé des renseignements d'ordre documentaire et statistique qu'il a pu recueillir.

Ce résumé sera distribué immédiatement avant l'ouverture de la Conférence qui aura lieu le 25 octobre prochain.

INTRODUCTION

La question de la protection contre le saturnisme a déjà retenu l'attention de la Conférence internationale du Travail au cours de sa première session qui a eu lieu à Washington en novembre 1919.

Les passages du rapport de la Commission des Travaux insalubres qui ont trait spécialement à l'emploi de la céruse ont déjà été reproduits dans le questionnaire préparé par le Bureau international du Travail, en même temps qu'un bref exposé des raisons qui ont amené le Conseil d'administration à inscrire la question de « l'interdiction de l'emploi de la céruse dans la peinture » à l'ordre du jour de la prochaine Conférence. Ce questionnaire a été adressé par le Bureau international du Travail aux Etats Membres de l'Organisation internationale du Travail aux dates des 4 janvier et 11 février 1921. A ce propos, la question s'est posée de savoir si le 6e point de l'ordre du jour visait l'interdiction de l'emploi de la céruse dans la peinture en général ou seulement dans la peinture en bâtiment. Le Conseil d'administration du Bureau international du Travail fut appelé à se prononcer à ce sujet au cours de sa 7me session, tenue à Genève du 12 au 14 avril 1921. Après mûr examen, il fut décidé que, en raison des termes dans lesquels cette question avait été rédigée, l'interdiction de l'emploi de la céruse dans la peinture devait être soumise à la Conférence dans son ensemble ; le Conseil ajoutait qu'il appartiendrait à la Conférence elle-même de décider si les mesures dont elle proposerait éventuellement l'adoption seraient applicables à l'industrie de la peinture en général ou seulement à certaines branches de cette industrie. Cette décision ne modifie en rien la valeur du questionnaire préparé par le Bureau international du Travail et au cours de la discussion qui eut lieu à la réunion du Conseil d'administration, on fit remarquer que la forme dans laquelle le questionnaire avait été rédigé donnait aux Gouvernements eux-mêmes l'occasion de présenter des observations au sujet des branches de l'industrie de la peinture auxquelles ils pourraient juger opportun de limiter, pour le moment, l'interdiction de l'emploi de la céruse.

Cette décision du Conseil d'administration fut communiquée aux Etats Membres de l'Organisation internationale du Travail le 16 mai.

Le texte du questionnaire communiqué aux Gouvernements était ainsi conçu :

1. Puisqu'il n'est plus question aujourd'hui d'impossibilité technique à remplacer la céruse dans l'industrie de la peinture, êtes-vous d'avis qu'il y a lieu de soumettre à la Conférence un projet de Convention sur l'interdiction de l'emploi de la céruse dans la peinture ?

2. Dans l'affirmative, êtes-vous d'avis qu'il y a lieu de prévoir un délai pour l'application de cette mesure ? Prière d'indiquer éventuellement le délai que vous croyez nécessaire et les raisons pour lesquelles un tel délai vous paraît nécessaire.

3. Quelles sont les mesures de contrôle que vous proposez éventuellement pour l'application de cette interdiction ?

4. Si votre Gouvernement n'est pas d'avis d'approuver un projet de convention interdisant l'emploi de la céruse dans la peinture, quelles sont les mesures que vous proposez pour lutter contre les dangers de la fabrication et de l'emploi de la céruse ?

CHAPITRE PREMIER.

OPINIONS DES GOUVERNEMENTS SUR CHAQUE POINT DU QUESTIONNAIRE

Ce chapitre contient, groupées sous chaque rubrique du questionnaire, les opinions exprimées par les divers Gouvernements dans les réponses qui sont parvenues au Bureau international du Travail en temps utile pour être incorporées dans le présent rapport.

PREMIÈRE QUESTION

1. Puisqu'il n'est plus question aujourd'hui d'impossibilité technique à remplacer la céruse dans l'industrie de la peinture, êtes-vous d'avis qu'il y a lieu de soumettre à la Conférence un projet de convention sur l'interdiction de l'emploi de la céruse dans la peinture ?

AFRIQUE DU SUD.

La réponse du Gouvernement de l'Afrique du Sud est ainsi conçue :

Les conséquences de l'emploi de la céruse sur la santé des travailleurs ne sont point telles, en ce qui concerne l'Afrique du Sud, qu'une recommandation doive être formulée en vue de l'interdiction de l'emploi de la céruse dans la peinture....

D'autre part, il n'existe pas de statistiques susceptibles de permettre au Gouvernement de l'Afrique du Sud de fournir des renseignements complets sur cette question. Deux entreprises seulement se sont autrefois occupées de la fabrication de la céruse ; à l'heure actuelle toutes deux y ont renoncé. Ni dans l'une ni dans l'autre on n'a constaté de conséquences funestes. Il ressort des avis exprimés par la plus importante des entreprises s'occupant de la fabrication de la céruse et par les représentants de l'industrie de la peinture, qu'on n'a eu à constater aucun cas d'empoisonnement ou de coliques. Le syndicat de l'Afrique du Sud comprend environ 2500 peintres et il n'a eu à enregistrer qu'un très petit nombre de cas d'intoxication.

ALLEMAGNE.

Note. — Le Gouvernement allemand déclare qu'il se réserve de revenir plus en détail sur cette réponse.

La réponse du Gouvernement allemand est ainsi conçue :

Selon l'opinion de la grande majorité des peintres allemands, et en général de quiconque emploie des couleurs, aucun succédané de la céruse, complètement satisfaisant pour tous les usages et particulièrement pour les peintures extérieures, n'a été jusqu'ici découvert. Il est souvent apparu en Allemagne que tous les succédanés offrent une moindre résistance aux intempéries et à l'humidité, et, récemment, les expériences faites par l'administration des chemins de fer ont confirmé ce fait.

Dans ces circonstances, le Gouvernement allemand considère qu'il y a actuellement certaines objections à une prohibition générale de l'emploi de la céruse dans la peinture. Il estime qu'il serait désirable de commencer par envisager l'interdiction de l'emploi de la céruse à l'intérieur des bâtiments. Il y a, en effet, un danger particulier pour les ouvriers à employer la céruse dans la peinture intérieure, car les travaux de cette sorte comportent une large part de ponçages. Si ceux-ci se font à sec, il en résulte une forte quantité de très fine poussière contenant du plomb, d'où un très sérieux péril. Lorsque le ponçage se fait à l'eau, il y a encore un certain danger, car l'humidité s'évapore bientôt, la peinture nettoyée sèche, menaçant la santé des ouvriers. Cette source de dangers serait écartée si l'emploi de la céruse dans les peintures à l'intérieur était interdit.

L'emploi dans la peinture extérieure de céruse broyée dans l'huile devrait être pour l'instant autorisé. Selon le rapport déjà soumis, l'emploi de la céruse dans la peinture pour les travaux extérieurs n'est pas particulièrement dangereux, car les couleurs broyées dans l'huile ne produisent pas de poussière. Un sérieux risque d'intoxication se trouve donc écarté.

En dehors de ces considérations, le Gouvernement allemand estime cependant nécessaire une meilleure protection des peintres contre le saturnisme. Il pense que les mesures suivantes seraient les mieux appropriées pour atteindre ce but :

1° La céruse ne pourrait être vendue que broyée à l'huile.

2° Tous récipients contenant des peintures au plomb ou des composés du plomb destinés à être vendus devraient porter l'indication qu'ils contiennent du plomb et sont dangereux pour la santé.

3° Tous les peintres qui emploient des peintures au plomb devraient être soumis à un examen médical périodique.

Il semble que ces mesures soient plus appropriées à la situation actuelle que la proposition d'interdire l'emploi de la céruse dans la peinture, car, outre la céruse, les peintres se servent d'autres peintures au plomb, du minium notamment, en quantité considérable. Pour ces peintures, il n'y a pas de succédanés. Il semble donc nécessaire de protéger les ouvriers contre leurs effets. Les règlements proposés réaliseraient ce but.

AUTRICHE.

Le Gouvernement autrichien répond qu'un projet de convention interdisant l'emploi de la céruse dans la peinture à l'intérieur des bâtiments devrait être soumis à la Conférence. Le Gouvernement fait précéder ses réponses de la note préliminaire ci-après :

Afin de bien préciser la portée de la réponse, il faut remarquer qu'en Autriche le terme « plâtrier » *(Maurer)* signifie peintre employant le blanc de chaux, « peintre d'appartements » *(Zimmermaler)* celui qui emploie des peintures à la colle, et « peintre en bâtiment » *(Anstreicher)* celui qui se sert de peintures à l'huile de lin ou au vernis. L'on présume ici que le questionnaire vise à la fois la peinture en bâtiment et la peinture d'appartements, et c'est dans ce sens que les réponses sont données.

Le questionnaire, et en particulier la 1re question, présuppose qu'un succédané satisfaisant de la céruse dans la peinture a déjà été découvert. Cette assertion est cependant fortement contestée dans diverses régions de l'Autriche. On fait remarquer, en particulier, qu'ainsi que le déclare l'inspecteur en chef des usines, Hans TAUSS, dans un article intitulé « Emploi en Autriche des protecteurs sans plomb contre la rouille » (*Zentralblatt für Gewerbehygiene*, 1914, *Sonderabdruck Teil* A. S. 3), les peintures au zinc et au savon de zinc, lorsqu'elles sont exposées au soleil, sont, dès la deuxième année, aussi sujettes à la dégradation que les couleurs à l'eau.

L'expérience a montré également que les peintures au fer (*Eisenglimmer*) durent de 4 à 5 ans, alors que les couleurs au plomb tiennent de 6 à 8 ans. Il en résulte de grosses différences de prix. Si l'on part de l'hypothèse que le coût de la peinture d'une construction en fer est en moyenne de 3% du montant total de la facture et que l'on emploie des couleurs au plomb, il est prouvé que celles-ci devront être renouvelées plus de 15 fois en 100 ans ;

le prix pour cette période sera égal à 50% du total de la facture. Si, au contraire, on se sert de peinture au fer, le prix de son renouvellement sera de 75%, et, s'il s'agit de peinture au zinc, de 150% du total. La prohibition de l'emploi des peintures au plomb aurait donc pour effet de restreindre sérieusement l'usage des constructions de fer à l'air libre, celles de pierre et de ciment deviendraient en effet plus avantageuses, puisque le prix de leur entretien serait moindre. Il en résulterait un sérieux désavantage économique pour l'Autriche, car l'industrie du fer revêt une importance considérable pour ce pays. On déclare encore que les considérations de prix font des peintures au plomb les seules que l'on puisse employer dans la peinture extérieure des bâtiments. La peinture extérieure d'un bâtiment devrait coûter en moyenne 2% du prix total. Si l'on se sert de peintures au plomb, la peinture extérieure des fenêtres devra être renouvelée tous les 5 ans, soit 20 fois en un siècle. Sinon, les parties ainsi peintes se dégraderont et pourriront ; ainsi le coût s'élèverait à 40% du prix du bâtiment. Si l'on se sert de peintures au fer, le prix atteindra 60%, et si l'on emploie le blanc de zinc, 120%. Encore l'usage de peintures au zinc pour cette sorte de travaux est-il impraticable, car si on lave un certain nombre de fois les panneaux peints au blanc de zinc, la peinture est emportée comme de la couleur à l'eau.

On ajoute encore les arguments suivants pour appuyer l'assertion qu'il n'y a pas de succédané satisfaisant de la peinture au plomb. L'huile de lin est employée comme véhicule dans toutes les peintures à l'huile, car les autres huiles ne peuvent convenir aux travaux étendus en raison de leur prix élevé et d'inconvénients. Le vernis à l'huile de lin se combine à la céruse pour former du savon de plomb, c'est-à-dire du savon résineux contenant du plomb et de l'huile de lin. La peinture à l'huile de lin et au zinc forme un savon résineux contenant du zinc et de l'huile de lin, soit, plus brièvement, du savon de zinc. Les peintures au fer (*Eisenglimmer*), cependant, ne se combinent pas avec le vernis à l'huile de lin. A mesure que ce dernier sèche, il forme de la linoxine, qui sert alors de véhicule. Il reste donc à chercher laquelle de ces trois substances — linoxine, savon de zinc ou savon de plomb — est le plus durable véhicule pour la peinture. Toutes les observations et l'expérience de tous les peintres montrent que si le savon de zinc est exposé au soleil pendant un certain temps, il s'oxyde à tel point qu'après 1 ou 2 années il s'enlève comme de la couleur à l'eau. La linoxine est partiellement soluble dans l'eau ; le savon de plomb, au contraire, est absolument insoluble dans l'eau et n'est sensible qu'au bout de 6 ou 8 ans à la lumière directe du soleil. Ainsi le plomb est le seul produit qui résiste aux influences atmosphériques de l'air libre.

Toutes ces considérations, cependant, n'enlèvent rien au fait que l'emploi de la peinture au plomb constitue un danger pour la santé. Cependant, c'est seulement lorsqu'il s'agit de peintures intérieures que ce danger grandit au point de ne pouvoir être écarté par les plus rigoureux règlements de protection. Dans la grande majorité des cas, le saturnisme est déterminé par la respiration de poussières de plomb. Le dégagement de poussières se rencontre surtout dans le procédé de ponçage à sec de la peinture au plomb et particulièrement dans la peinture intérieure.

Le ponçage à sec est rare dans la peinture extérieure et n'est jamais usité dans la peinture des constructions en fer ; dans ces dernières, en effet, une nouvelle couche de peinture est appliquée sur l'ancienne. Le fait que la peinture d'intérieur est beaucoup plus dangereuse pour les travailleurs est entièrement confirmé par les documents réunis par le Bureau de statistiques du Travail de l'ancien Ministère royal et impérial du Commerce (Partie V, *Bleivergiftung in hüttenmännischen und Gewerbebetrieben*. Vienne, 1907). Comme le danger de respirer de la poussière de plomb est beaucoup plus grand dans un espace confiné qu'à l'air libre, le premier soin doit être de prohiber l'emploi des couleurs au plomb pour toutes les sortes de peintures intérieures. L'usage de la céruse pour les peintures extérieures devrait être autorisé, mais il faudrait faire tous les efforts pour limiter par des règlements protecteurs appropriés le danger menaçant la santé des ouvriers.

Belgique.

L'opinion du Gouvernement belge est qu'un projet de convention doit être soumis à la Conférence. Toutefois, ce projet devrait prévoir certaines dérogations; c'est ainsi qu'en Belgique de nombreux industriels qui fabriquent pour l'étranger du matériel de chemins de fer, etc., se trouvent souvent dans l'obligation de faire usage de peintures à base de céruse, par exemple pour les voitures de chemins de fer ou les tramways, parce que cette stipulation figure dans les contrats passés avec des administrations étrangères.

Canada.

La réponse du Canada est ainsi conçue :

Le Gouvernement du Canada n'ignore pas que cette question a retenu l'attention de la Conférence internationale du Travail, au cours de sa première session tenue à Washington, et que le Conseil d'administration l'a inscrite au nombre des questions figurant à l'ordre du jour de la Conférence qui doit se tenir cette année à Genève. Dans ces conditions, le Gouvernement du Canada n'a aucune objection à formuler contre la préparation d'un projet de convention qui serait soumis à la Conférence.

Danemark.

Le Ministère danois de l'intérieur a communiqué le questionnaire publié par le Bureau international du Travail au Conseil du Travail en invitant ce dernier à formuler son opinion. Le Conseil du Travail, après avoir examiné le questionnaire avec le concours de représentants des différents corps de métier et des industriels intéressés, a fourni les réponses suivantes :

Le Conseil du Travail est d'avis que le danger qu'entraîne l'emploi de la céruse pour ceux qui exercent la profession de peintre est tel que l'interdiction en semble désirable, malgré les désavantages qui seront la conséquence d'une telle interdiction et qui auront probablement pour effet de faire augmenter le prix des travaux de peinture. Pourtant il est à recommander qu'en attendant — c'est-à-dire jusqu'au moment où l'on disposera de renseignements plus amples et authentiques — les Gouvernements entament des pourparlers avec les patrons et les ouvriers peintres, et soient libres d'autoriser l'emploi de la céruse dans la peinture dans les cas où l'on juge que les succédanés dont on dispose ne sont pas satisfaisants.

Le Conseil du Travail propose, en outre, que le Bureau international du Travail soit invité à faire des recherches sur la question de savoir quelles sont les couleurs de plomb pratiquement employées qui sont nuisibles à la santé, de façon que la question d'une interdiction de l'emploi de pareilles couleurs soit éventuellement soumise à la discussion dans les Conférences à venir.

Le Conseil du Travail ajoute que l'emploi de la céruse, ainsi que l'emploi des autres couleurs plombiques, se trouve depuis quelques années sur son déclin ; la céruse n'est employée maintenant qu'à un degré peu considérable au Danemark. Tous les intéressés s'accordent à reconnaître que l'emploi de ce produit doit être limité autant qu'il est possible. Pourtant, la majorité des représentants des patrons estiment que les expériences faites au Danemark jusqu'à ce jour sur la possibilité de remplacer la céruse par des succédanés dans toutes les opérations pour lesquelles on en fait usage ne sont pas suffisamment concluantes. Ces représentants déclarent, en outre, que l'interdiction de l'emploi de la céruse serait inopérante, si l'on n'adoptait pas en même temps des mesures contre l'emploi d'autres couleurs plombiques et, en particulier, du minium.

Les représentants des ouvriers sont disposés à accepter l'interdiction de l'emploi de la céruse, mais ils pensent qu'une telle interdiction implique des mesures contre l'emploi d'autres couleurs plombiques.

ESPAGNE.

La réponse du Gouvernement espagnol est ainsi conçue :

L'interdiction de l'emploi de la céruse dans la peinture est actuellement l'objet de l'attention la plus soigneuse de la part du Gouvernement espagnol et les instructions qui seront données à ses délégués à la prochaine Conférence internationale du Travail dépendront du résultat de cette étude, qui s'inspire à la fois de la nécessité de veiller à la santé des travailleurs et des intérêts de l'industrie à laquelle la question se rapporte.

FINLANDE.

Dans sa réponse, le Gouvernement finlandais déclare que rien ne semble s'opposer à l'interdiction de l'emploi de la céruse dans la peinture et à la mise en vigueur immédiate, en Finlande, de cette interdiction.

L'emploi de la céruse dans la peinture a considérablement diminué ; elle n'est plus employée que pour la peinture extérieure, tandis que les couleurs à base de zinc sont généralement employées pour les peintures intérieures.

On ne possède pas de statistique exacte des cas de saturnisme parmi les ouvriers peintres, la déclaration des cas d'empoisonnement saturnin n'étant pas obligatoire. Cependant, la plupart de ces cas ont été signalés dans la littérature médicale du pays, en raison de leur rareté.

La céruse ne peut être mise en vente que par certains commerçants spécialement autorisés (ordonnance du 14 février 1888).

Les jeunes gens de moins de 18 ans ne peuvent être employés à des travaux comportant la préparation ou l'usage de couleurs à base de plomb (décret ministériel du 14 mars 1919).

La vente et l'emploi de la céruse, ainsi que la protection contre l'intoxication saturnine, ne font l'objet d'aucun autre règlement actuellement en vigueur en Finlande.

GRANDE-BRETAGNE.

La réponse du Gouvernement britannique est ainsi conçue :

Le Gouvernement britannique n'est pas actuellement en mesure de donner une réponse précise à cette question. En 1911, le Secrétaire d'Etat a nommé deux commissions chargées d'enquêter sur le danger résultant de l'emploi de la céruse dans la peinture, l'une s'occupant des bâtiments, l'autre des voitures et wagons. Après avoir entendu les déclarations d'un grand nombre de personnes représentant tous les intérêts en jeu et provenant du Royaume-Uni et également de pays étrangers, à la demande de la Section des fabricants de céruse de la Chambre de Commerce de Londres, les commissons recommandèrent la prohibition complète de la peinture contenant plus de 5 % de son poids sec de sel de plomb soluble, sauf pour certains usages spéciaux. Tout dernièrement, cependant, de nouveaux témoignages sur les résultats de l'emploi de peintures sans sel de plomb ont été apportés et semblent jeter quelque doute sur les conclusions établies. Ces témoignages devront faire l'objet d'un minutieux examen ; le Gouvernement de Sa Majesté a donc le regret de ne pouvoir, jusqu'à ce que cette étude soit terminée, exprimer son avis ferme sur le choix à faire entre l'interdiction ou la réglementation.

GRÈCE.

On trouvera ci-dessous un exposé des considérations générales sur chacune des questions posées, qui constitue la réponse du Gouvernement grec au questionnaire.

Le danger du saturnisme, provenant de l'emploi de la céruse dans la peinture, est d'autant plus grave que jusqu'à présent la technique de la peinture n'a été que peu développée. Ce danger est particulièrement grand dans les opérations de grattage de couches anciennes de peinture, pendant lesquelles l'ouvrier est inévitablement exposé à respirer des poussières plombifères.

Dans l'opinion du Gouvernement grec,

> il faudrait interdire, au moins dans la peinture en bâtiment, outre la céruse, les autres composés de plomb, comme par exemple le minium.

Il y a lieu de souligner le fait qu'en raison des propriétés du minium, les ouvriers sont exposés à respirer des poussières plombifères, à la fois pendant le polissage et pendant la préparation de la couleur.

Après avoir indiqué d'autres sources de poussières plombifères, le Gouvernement grec déclare :

> Il est heureux que la substitution à la céruse de succédanés tout à fait inoffensifs, comme le blanc de zinc, soit possible dans la peinture. Celui-ci n'a pas seulement l'avantage de ne pas différer comme couleur de la céruse, mais il est encore invariable et ne noircit pas, comme la céruse, par les exhalaisons de certains lieux des appartements et des ateliers.

Le blanc de zinc d'ailleurs absorbe davantage l'huile de lin, ce qui a pour effet de rendre la peinture plus solide ; son emploi en outre est plus économique. Le seul désavantage que présente le blanc de zinc par rapport à la céruse est son prix relativement plus élevé.

Les lithopones ne présentent que peu d'intérêt pour la Grèce, leur emploi dans ce pays étant en effet très limité à cause de leur infériorité en comparaison avec le blanc de zinc.

Le Gouvernement grec poursuit :

> Pour imposer l'emploi du blanc de zinc dans la peinture, il faudrait augmenter les droits d'entrée de la céruse et interdire en même temps l'installation d'usines de céruse dans les pays où, comme la Grèce, de pareilles fabriques n'existent pas.

Le Gouvernement grec communique un tableau comparatif

des droits d'entrée pour la céruse et le blanc de zinc dans divers pays. En ce qui concerne la Grèce, le tarif en vigueur jusqu'à présent comprend la céruse et le blanc de zinc dans la même catégorie, tandis que le nouveau projet de tarifs prévoit des tarifs différents pour ces deux produits.

La réponse du Gouvernement grec comporte des données sur la consommation annuelle en Grèce de la céruse (700 tonnes, importées principalement d'Angleterre et des Etats-Unis), du blanc de zinc (800 tonnes, importées surtout de Belgique), et du minium (500 tonnes, importées d'Angleterre).

Il y a lieu de souligner le fait que dans certaines provinces de Grèce, on utilise presque exclusivement le blanc de zinc tandis que dans la préfecture la plus importante — celle d'Attique-Béotie — la consommation des deux produits est à peu près égale. Mais une préférence pour le blanc de zinc se manifeste de plus en plus, ce qui facilitera évidemment l'application de l'interdiction de l'emploi de la céruse dans la peinture.

En ce qui concerne l'importation et l'emploi de céruse broyée à l'huile et de céruse en poudre, il y a lieu d'observer qu'en Grèce la céruse broyée à l'huile est préparée après l'importation sous forme de poudre, en raison des droits d'entrée. Malheureusement, les peintres préfèrent en général la céruse en poudre. La conclusion du Gouvernement grec est la suivante :

L'interdiction de l'importation de la céruse en poudre, en même temps que la réduction du droit d'entrée pour la céruse préparée à l'huile, est une question de la législation intérieure de notre pays, dont on prendra certainement soin. La solution générale de ce problème, c'est-à-dire l'interdiction de la céruse dans la peinture est une question qui pourrait faire l'objet d'une convention internationale pour laquelle l'opinion publique est déjà mûre. L'interdiction de l'installation d'usines de céruse dans les pays comme la Grèce où de tels établissements n'existent pas, ainsi que l'interdiction de l'importation de la céruse, pourraient être appliquées sans toucher aux intérêts industriels. Même dans les pays comme l'Angleterre, la France, les Pays-Bas et les Etats-Unis, où il y a des usines de céruse, on pourrait fixer un délai dans lequel ces usines devraient s'adonner à un autre genre d'industrie. Nous avons d'ailleurs devant nous l'exemple encourageant des Etats-Unis, où l'interdiction des boissons alcooliques — ces produits qui sont presque une nécessité sociale, — liée plus étroitement que la céruse aux usages des consommateurs, a été appliquée fermement, des centaines de fabriques s'étant vu contraintes de prendre une autre direction industrielle, sans préjudice pour l'industrie nationale.

INDE.

La réponse du Gouvernement de l'Inde est ainsi conçue :

Le Gouvernement de l'Inde n'est pas favorable à la soumission à la Conférence d'un projet de convention interdisant l'emploi de la céruse dans la peinture. Il ne possède pas à l'heure actuelle de renseignements suffisants en ce qui concerne :

1. la possibilité de remplacer l'emploi de la céruse par des produits de substitution satisfaisants ;
2. la mesure dans laquelle les procédés actuels sont nuisibles ;
3. la possibilité de prendre des mesures de précaution satisfaisantes.

Par ailleurs, il est disposé à adopter dans la mesure du possible la même ligne de conduite que les autres pays et il propose qu'une recommandation sur cette question soit soumise à la Conférence.

Cette recommandation préconiserait des mesures efficaces de protection des ouvriers, pour autant que de telles mesures existent et, si ce n'est pas le cas, elle proposerait l'interdiction de l'emploi de la céruse pour la fabrication de pigments.

JAPON.

Le Gouvernement japonais estime qu'un projet de convention, tendant à interdire l'emploi de la céruse dans la peinture, doit être soumis à la Conférence.

NORVÈGE.

Note. — Les réponses communiquées au Bureau international du Travail par le Gouvernement norvégien ont été formulées par un comité composé des personnes désignées comme délégués et conseillers techniques à la prochaine Conférence et d'autres personnes particulièrement compétentes.

Le Gouvernement norvégien ne s'étant pas fait d'opinion définitive sur les questions posées renvoie aux raisons données par ce comité.

La réponse du Comité constate que :

La céruse est indubitablement extrêmement nuisible à la santé. Les dangers apparaissent et dans la fabrication de la substance et dans son emploi dans la peinture. Tandis que par une fabrication industrielle sur une grande échelle on peut prendre des précautions de sorte que les effets nuisibles à la santé puissent être évités autant que possible, de telles mesures ne pourront guère s'appliquer d'une manière efficace dans l'emploi en peinture. La Commission déclare pouvoir, en général, se rallier à la conclusion que la céruse peut être remplacée par d'autres pigments blancs. Il y a lieu surtout de faire remarquer que de nouveaux succédanés ont surgi au cours des dernières années, dont la qualité surpasse de beaucoup celle de la céruse. Ce sont les pigments blancs titanifères produits en Norvège et aux Etats-Unis.

En ce qui concerne spécialement la question posée, il est à remarquer qu'il sera certainement avantageux pour la Norvège que l'emploi de la céruse soit limité autant que possible par une convention internationale ou par des dispositions législatives nationales.

Le Comité en conséquence estime qu'il y a lieu de soumettre à la Conférence un projet de convention interdisant l'emploi de la céruse dans la peinture.

PAYS-BAS.

Note.— En communiquant au Bureau sa réponse aux divers questionnaires, le Gouvernement des Pays-Bas a fait observer que ses réponses représentent le point de vue du ministre compétent pour chacun des sujets traités. Toutefois, le Gouvernement se réserve le droit de s'écarter, le cas échéant, des opinions exprimées lorsqu'il sera appelé à statuer sur les projets de conventions et de recommandations qui seront adoptés par la Conférence.

La réponse du Gouvernement des Pays-Bas est affirmative, sous réserve que le projet de convention comporte certaines dérogations spécifiées ci-dessous.

La réponse rappelle que les conclusions de la commission spéciale instituée par le Ministère de l'Intérieur des Pays-Bas et qui, de 1903 à 1909, a procédé à une enquête sur la possibilité technique d'utiliser les succédanés de la céruse, ont prouvé qu'il est possible de remplacer totalement la céruse pour la peinture à l'intérieur des bâtiments; à l'extérieur ce remplacement est le plus souvent possible, bien que dans les endroits extrêmement humides la résistance des substituts soit moindre que celle de la céruse. Mais ce remplacement ne peut pas être pratiqué pour les travaux à l'extérieur lorsque les peintures se trouvent exposées à des exhalaisons sulfureuses provenant notamment des locomotives ou des bateaux à vapeur, comme par exemple dans les gares et sous les arches de ponts.

Dans sa réponse le Gouvernement des Pays-Bas ajoute :

Pour ce motif il faut s'opposer à une interdiction absolue, mais nous sommes d'avis qu'il faut envisager la possibilité d'accepter en règle générale l'interdiction légale, des exceptions d'un cas à l'autre et indiquées par les autorités compétentes étant admissibles. Ces exceptions se rapporteraient en premier lieu aux travaux susdits, et peut-être également à la peinture à l'extérieur des maisons situées à proximité des gares, etc. Comme autorité compétente, il y aurait lieu de désigner le Chef de District de l'Inspection du travail, ce qui aurait pour avantage de le tenir au courant des travaux où l'on emploie de la céruse et de permettre d'établir une surveillance plus étroite sur les mesures prophylactiques.

Pologne.

Le Gouvernement polonais estime qu'un projet de convention interdisant l'emploi de la céruse dans la peinture doit être soumis à la Conférence.

En Pologne, le blanc de céruse est employé principalement par les artistes qui ne préparent pas eux-mêmes leurs couleurs et les emploient à l'état humide. Toutefois, il est employé pour des travaux extérieurs, par exemple pour couvrir les murs, les constructions en fer etc. ; on s'en sert aussi, ainsi que du minium, pour la préparation des mastics.

Certaines personnes intéressées considèrent que l'emploi de la céruse et du blanc de zinc plombeux en poudre devrait être complètement interdit ainsi que la vente de céruse et de blanc de zinc plombeux sous une forme autre que celle de pâte.

Roumanie.

Le Gouvernement roumain déclare qu'à l'heure actuelle l'emploi de la céruse dans la peinture en bâtiment n'a point, à beaucoup près, la même importance que dans les autres pays.

On fait usage, dans la peinture, du minium beaucoup plus

que de la céruse; les importations de minium étaient, en 1911 vingt fois plus considérables que celles de céruse. Néanmoins, le gouvernement roumain est d'avis que le danger d'intoxication saturnine, notamment dans les pays où les cas d'intoxication sont nombreux, ne pourra être diminué ou supprimé que par des mesures législatives prises dans ces différents pays. Pour lutter contre les dangers occasionnés par la fabrication et l'emploi de la céruse et de tous les composés plombiques, il faut que les travailleurs intéressés aient à leur disposition des installations perfectionnées, telles que des ventilateurs et des salles de bains. Il faut qu'on leur accorde plus de repos qu'aux autres travailleurs et qu'on leur donne des substances alimentaires anti-toxiques (par exemple du lait). L'emploi de femmes et d'enfants dans des établissements fabriquant ou employant de la céruse ou des composés plombiques devrait être interdit.

Une propagande active devrait être entreprise au moyen d'avis, de brochures, etc., pour mettre en garde les ouvriers contre les dangers de l'intoxication saturnine et leur faire connaître les moyens de la prévenir.

A l'heure actuelle, aucune mesure législative de ce genre n'est encore en vigueur en Roumanie.

Royaume des Serbes, Croates et Slovènes.

La réponse du Gouvernement du Royaume des Serbes, Croates et Slovènes est affirmative.

Suède.

La réponse du Gouvernement suédois est ainsi conçue :

Bien que la situation, à ne la considérer qu'au point de vue exclusif de la Suède, puisse ne pas sembler appeler une interdiction de l'emploi de la céruse, une telle mesure cependant n'entraînerait pas en général pour ce pays de sérieux inconvénients. C'est seulement à l'égard de certaines sortes de peintures à l'extérieur que l'on peut estimer difficile de trouver un succédané de la céruse. Dans un but de collaboration internationale, le Gouvernement est disposé à accueillir favorablement l'idée, ici présentée, d'une convention mais sous la réserve que les Gouvernements des divers Etats auront le droit d'admettre des dérogations à la prohibition lorsque l'emploi de la céruse pourra être regardé comme particulièrement nécessaire[1].

SUISSE.

En réponse à cette question, le Gouvernement suisse déclare que d'après les données fournies par les experts suisses, l'on ne peut admettre sans autre preuve l'affirmation qu'il n'est plus question aujourd'hui d'une impossibilité technique à remplacer, dans les travaux de peinture, la céruse par des produits de substitution satisfaisants, et que jusqu'à ce que cette question, qui constitue le fond même du problème, ait reçu une solution définitive, toute interdiction générale de l'emploi de la céruse apparaît comme prématurée.

D'autre part, si les expériences faites par les autres Etats n'établissent pas sans conteste et à l'encontre des affirmations des experts suisses cette possibilité de substitution, le Gouvernement suisse estime qu'avant qu'il puisse arrêter l'attitude qu'il entend adopter à l'égard de l'interdiction de la céruse, il y a lieu de poursuivre les essais pratiques.

NOTE :

Les réponses du Gouvernement suisse sont précédées d'une préface dans laquelle il rappelle qu'au début de 1904, à la suite d'une requête de l'Association centrale suisse des peintres et gypsiers tendant à l'interdiction de l'emploi de la céruse, le Conseil fédéral décida d'inviter tous les ser-

---

[1] Le Gouvernement suédois fait précéder ses réponses au questionnaire de remarques relatives à la situation en Suède. Il indique que l'on peut estimer à environ 6000 le nombre des ouvriers travaillant dans les entreprises de peinture ; il semble que des cas de saturnisme se soient produits autrefois, mais maintenant que l'emploi de la céruse est très faible et que les substances sont vendues toutes préparées, on peut dire qu'il n'y a plus aucun cas de saturnisme ; cette constatation résulte des renseignements fournis par les organisations patronales et ouvrières ainsi que par le Ministère royal de l'Hygiène.

vices de l'administration fédérale à n'employer dans les travaux de peinture, pendant une période de quatre ans, que des couleurs ne contenant pas de plomb, et à présenter un rapport sur les résultats obtenus.

Ces rapports ont démontré qu'il n'existait aucun produit de substitution susceptible de remplacer la céruse pour toutes les opérations de peinture et que le blanc de zinc était inférieur à la céruse au point de vue de la solidité et de la résistance aux variations atmosphériques, notamment dans la peinture à l'extérieur. En outre, l'emploi de couleurs ne contenant pas de plomb avait abouti à un renchérissement des travaux de peinture. Néanmoins, le Conseil fédéral engagea les services fédéraux à proscrire l'emploi de la céruse dans la peinture à l'intérieur.

Le Gouvernement suisse a communiqué le questionnaire sur cette question de l'ordre du jour de la Conférence aux organisations patronales et ouvrières intéressées, au service d'hygiène et à l'inspectorat des fabriques, en les invitant à faire connaître leur point de vue. Les réponses ci-dessus ont été préparées après examen attentif des rapports présentés par ces organes, en attachant une importance particulière à ceux des services mentionnés en dernier lieu, étant donné leur impartialité en la matière.

La Fédération suisse d'ouvriers du bâtiment, plus spécialement intéressée à la question, s'est prononcée en faveur d'une interdiction de l'emploi de la céruse pour tous les travaux de peinture en bâtiments, qu'ils soient effectués à l'intérieur ou à l'extérieur. Elle préconise, en outre, jusqu'au moment où cette mesure d'interdiction sera prononcée, l'adoption de certaines prescriptions d'hygiène contre l'intoxication saturnine. Elle ne fait pas mention des produits de substitution susceptibles de remplacer la céruse.

Les organisations patronales, consultées sur ce point, ont exprimé l'opinion que les recherches faites jusqu'à ce jour sur le problème de l'interdiction de l'emploi de la céruse dans la peinture et des substituts destinés à la remplacer n'ont pas été suffisamment probantes pour justifier l'adoption d'une mesure aussi radicale que l'interdiction.

Les fabricants de céruse font ressortir que non seulement une semblable interdiction porterait un coup mortel aux fabriques existantes en Suisse, mais insistent, d'autre part, sur le fait qu'elle rendrait l'industrie suisse de la peinture entièrement dépendante de l'étranger. Ils estiment en outre que l'expérience acquise jusqu'à ce jour n'a pas démontré l'existence d'un produit de substitution complet de la céruse, et se prononcent nettement contre le principe de l'interdiction.

Le service fédéral de l'hygiène publique, se référant aux statistiques pour les années 1901-1919, constate qu'en Suisse la mortalité saturnine due à l'emploi de la céruse dans la peinture, est relativement faible, le taux de mortalité annuel étant de 8 décès exactement. Ce service constate que le saturnisme n'en est pas moins responsable, chaque année de la perte d'un certain nombre de vies humaines. Or, il existe deux méthodes de réduire le taux de mortalité : la première, la plus radicale, consiste à décréter une interdiction générale de l'emploi de la céruse ; l'autre, à prendre, en guise de palliatif, toutes mesures de prophylaxie possibles.

Le service fédéral de l'hygiène publique se rallierait de préférence à la première de ces méthodes, mais doit reconnaître que la question de l'interdiction de la céruse est une question purement technique qui ne semble pas avoir encore trouvé une solution définitive. Il se borne, en conséquence, à préconiser des palliatifs qui, s'ils sont d'une application générale, sont susceptibles de donner d'utiles résultats.

Le service fédéral de l'inspection des fabriques, tout en confirmant l'opinion émise par le service fédéral de l'hygiène publique, remarque que, par suite de l'emploi d'autres composés du plomb à la place de la céruse, l'emploi de la céruse a fortement diminué en Suisse et a presque complètement disparu dans la peinture à l'intérieur.

D'autre part, on ne connaît en Suisse aucun substitut réunissant toutes les propriétés de la céruse et susceptible de la remplacer dans tous les genres de peinture. Ce service estime, en conséquence, qu'avant d'approuver un projet de convention sur l'interdiction de l'emploi de la céruse, il y aurait lieu de poursuivre les expériences sur les substituts proposés dans le questionnaire.

Tchéco-Slovaquie.

Dans sa réponse le Gouvernement tchéco-slovaque déclare que :

L'emploi des couleurs plombiques dans la peinture est réglementé, pour les provinces de Bohême, de Moravie et de Silésie, par l'Ordonnance ministérielle du 15 avril 1908, No 81, de l'ancien Code d'Empire, aux termes de laquelle l'emploi de la céruse est interdit quant aux « travaux intérieurs ». En Slovaquie et en Ruthénie, une prescription semblable n'existe pas, le nombre des cas d'intoxication saturnine ne représentant rien d'exceptionnel et d'inquiétant. Le Gouvernement tchéco-slovaque est d'avis qu'une convention sur l'interdiction partielle de l'emploi de la céruse dans l'industrie de la peinture pour les travaux intérieurs serait suffisante. Par industrie de la peinture, il faut entendre la peinture du bois et du fer, notamment les travaux de peinture en bâtiments ; mais l'interdiction ne devraient pas s'étendre à la peinture d'art, ni à certaines industries d'art, comme par exemple l'industrie céramique, la verrerie et la fabrication de la porcelaine.

DEUXIÈME QUESTION

2. Dans l'affirmative, êtes-vous d'avis qu'il y a lieu de prévoir un délai pour l'application de cette mesure ? Prière d'indiquer éventuellement le délai que vous croyez nécessaire et les raisons pour lesquelles un tel délai vous paraît nécessaire.

Allemagne.

La réponse du Gouvernement allemand est ainsi conçue :

L'interdiction de l'emploi de la céruse dans la peinture intérieure pourrait entrer en vigueur après une courte période de transition. Il n'est pas actuellement possible de déterminer de façon précise ce délai, mais il suffirait probablement qu'il fût de trois à six mois.

Voir également la note figurant à la page 8.

AUTRICHE.

Le Gouvernement autrichien estime dans sa réponse qu'il y a lieu seulement de ménager une courte période de transition. Cette période est absolument nécessaire pour l'application effective de l'interdiction de l'emploi de la céruse.

Voir également la réponse à la 1re question, page 9.

BELGIQUE.

Le Gouvernement belge estime qu'un délai d'au moins deux ans doit être prévu avant que l'interdiction entre en vigueur.

Cette opinion est fondée sur les trois raisons suivantes :

1. Un décret royal en date du 10 avril 1914 a institué une Commission technique chargée d'étudier l'emploi de la céruse et des sels de plomb. A la suite des recherches qu'elle a effectuées avant la guerre, elle est arrivée à la conclusion que, la question de prix de revient réservée, rien ne s'opposait à l'interdiction de l'emploi de la céruse pour les travaux intérieurs. Après la guerre, la Commission reprit ses travaux et une sous-commission fut constituée pour étudier l'état des peintures extérieures effectuées avant la guerre, tant au blanc de zinc qu'à la céruse. Le rapport de cette sous-commission est favorable à l'interdiction de l'emploi de la céruse. Toutefois, la commission n'a pas encore été saisie de ce rapport, parce qu'il importait d'en comparer les conclusions avec les résultats d'expériences chimiques. En outre, la Commission aura sans doute à examiner, au cours de cette année, la question connexe de l'emploi en peinture du sulfate de plomb qui, à l'heure actuelle, tend à se substituer à la céruse. Le sulfate de plomb n'est pas soumis à la réglementation sévère régissant l'emploi de la céruse en Belgique.

2. Il conviendrait d'accorder aux industriels belges,

fabricants de céruse, un délai suffisant pour leur permettre d'écouler leurs produits en voie de fabrication et, éventuellement, de transformer leur outillage en vue de la fabrication d'autres pigments.

3. Si un projet de convention interdisant l'emploi de la céruse dans la peinture était adopté par la Conférence, la date de la mise en vigueur de cette convention devrait être la même dans les principaux pays.

Canada.

Le Gouvernement du Canada n'est pas en mesure, pour le moment, de répondre à cette question.

Danemark.

Le Conseil du Travail, auquel le Ministère danois de l'Intérieur a communiqué le questionnaire publié par le Bureau international du Travail, déclare que, s'il était décidé d'interdire l'emploi de la céruse avec les réserves indiquées dans la réponse à la première question, la période de transition pourrait ne pas excéder un an.

Espagne.

La réponse du Gouvernement espagnol est la suivante :

Si les mesures de prophylaxie contre le saturnisme ne sont pas efficaces et si l'on est amené à interdire l'emploi de la céruse dans la peinture, il y aurait lieu d'observer un délai convenable dans l'application d'une telle mesure, afin de ne pas porter un grave préjudice aux intérêts des pays qui emploient ce produit.

Finlande.

Le Gouvernement finlandais déclare que rien ne semble s'opposer à l'interdiction de l'emploi de la céruse dans la peinture et à la mise en vigueur immédiate en Finlande de cette interdiction.

Grande-Bretagne.

La réponse du Gouvernement britannique est ainsi conçue :

Si l'interdiction apparaissait possible, il serait nécessaire de prévoir un délai d'au moins trois années, afin de permettre aux usines existantes de s'adapter à la fabrication et à la préparation de nouveaux produits et aux ouvriers d'apprendre la meilleure utilisation de ces produits.

Grèce.

Pour la réponse du Gouvernement grec à cette question voir plus haut, page 14.

Inde.

Pour la réponse à cette question, voir plus haut, page 17.

Japon.

Le Gouvernement du Japon déclare qu'en ce qui concerne ce pays un délai de mise en vigueur d'au moins trois ans est nécessaire si l'interdiction de l'emploi de la céruse doit s'étendre à la fabrication de la poudre de toilette. La plupart des fabricants de céruse au Japon ne s'occupent, en effet, que de la préparation de cet article.

Norvège.

La réponse du Comité est ainsi conçue :

En ce qui concerne la Norvège, une très courte période de transition avant la mise en vigueur d'une interdiction éventuelle de l'emploi de la céruse serait suffisante. La durée de cette période devrait être fixée par accord entre les pays producteurs et les pays consommateurs de céruse.

Voir également la note figurant à la page 17.

Pays-Bas.

La réponse à cette question est ainsi conçue :

Quant à la deuxième question, nous ne sommes pas d'avis

qu'il y ait lieu de prévoir un délai pour l'application de la mesure susdite.

Voir également la note figurant à la page 18.

POLOGNE.

La réponse du Gouvernement polonais est ainsi conçue :

Puisqu'en Pologne, à l'heure actuelle, la céruse, à cause de sa cherté, est largement remplacée dans l'industrie de la peinture par le blanc de zinc et les lithopones, le délai de six mois pour la mise en vigueur de l'interdiction paraît suffisant.

ROYAUME DES SERBES, CROATES ET SLOVÈNES.

En admettant qu'il soit impossible de mettre en vigueur immédiatement l'interdiction de l'emploi de la céruse, cette interdiction devrait être prononcée le plus tôt possible.

SUÈDE.

La réponse du Gouvernement suédois est ainsi conçue :

Etant donné le fait que l'on ne fabrique pas de céruse en Suède, aucun autre délai ne semble être nécessaire que celui que pourrait exiger l'épuisement des stocks existants. Deux années seraient probablement suffisantes.

SUISSE.

La réponse du Gouvernement suisse est ainsi conçue :

Sous réserve de la réponse donnée à la première question et à supposer que les essais démontrent l'existence d'un succédané de valeur technique au moins égale à celle de la céruse, une convention internationale prescrivant l'interdiction de l'emploi de la céruse devrait renvoyer l'application de cette mesure à l'expiration d'un délai de trois ans au minimum, de manière à permettre aux céruseries de modifier leur outillage et de l'adapter à la fabrication du succédané et, aux peintres, de se familiariser avec les nouveaux procédés de travail.

Voir également la note figurant à la page 21.

TCHÉCO-SLOVAQUIE.

Le Gouvernement tchéco-slovaque déclare que :

Il serait bon d'accorder un délai de trois ans pour l'application de cette mesure, ce qui permettra aux industriels de s'adapter à l'emploi d'autres couleurs que les couleurs plombiques.

Note : Voir la réponse donnée à la première question et indiquant le point de vue du Gouvernement tchéco-slovaque en ce qui concerne une interdiction partielle.

TROISIÈME QUESTION

3. Quelles sont les mesures de contrôle que vous proposez éventuellement pour l'application de cette interdiction ?

ALLEMAGNE.

La réponse du Gouvernement allemand est ainsi conçue :

Il serait possible de contrôler l'observation de l'interdiction de l'emploi des peintures à la céruse dans les travaux à l'intérieur, si les règlements proposés pour l'étiquetage des récipients contenant de la céruse étaient adoptés. Une surveillance pourrait encore être exercée sur le lieu des travaux par les inspecteurs des usines et les organisations qui les assistent, ainsi que par les fonctionnaires de l'inspection des bâtiments.

Voir également la note figurant à la page 8.

AUTRICHE.

La réponse du Gouvernement autrichien est ainsi conçue :

En vue de l'application de cette interdiction, ainsi qu'en vue de la protection des ouvriers auxquels elle n'est pas applicable, on propose les mesures suivantes :

a) Déclaration obligatoire de la présence du plomb contenu dans tous les articles vendus pour être employés dans la peinture, lorsque la proportion de plomb métallique est supérieure à 2,5%.

Il suffit que les articles en question portent une étiquette « contient du plomb ». L'indication de la proportion de plomb ne paraît pas nécessaire.

b) Tout récipient dans lequel se trouvent des couleurs ou du mastic contenant du plomb, doit porter une indication faisant clairement connaître le fait.

c) Un danger particulier d'inhalation de poussières de plomb résulte de l'achat de blanc de céruse à l'état sec et de son broyage par les peintres. Cette opération dégage en effet une quantité considérable de poussières de plomb dangereuses, à la fois pour les personnes se livrant au broyage et pour celles qui les entourent. Il convient donc d'interdire la vente du blanc de céruse en poudre ou aggloméré, en n'autorisant la vente de ce produit que sous forme de pâte à base d'huile ou de tout autre véhicule.

d) La déclaration des cas de saturnisme industriel doit être obligatoire.

e) Les ouvriers exposés au danger d'intoxication saturnine doivent subir un examen médical périodique.

f) L'emploi illicite du blanc de céruse par une entreprise doit entraîner des sanctions.

g) Dans tout atelier où il est fait usage de couleurs de plomb, il doit se trouver au moins un homme connaissant parfaitement les mesures préventives à observer dans l'emploi de ces couleurs. Dans les petites entreprises, cette connaissance doit être possédée par tous ceux qui les emploient. Dans les grands établissements, les hommes en possession des connaissances nécessaires doivent remplir les fonctions de contremaîtres à l'égard des ouvriers employant des couleurs de plomb, afin que les mesures nécessaires de protection leur soient expliquées et qu'il soit veillé à leur observation. Les inspecteurs du travail doivent examiner ces contremaîtres au cours de leurs visites et s'assurer qu'ils comprennent bien les règlements.

Voir également réponse à la 1re Question, page 9.

BELGIQUE.

Les mesures de contrôle sont aisées en Belgique. Le Service médical du Travail possède le laboratoire nécessaire à l'analyse des matières premières pour la peinture dont les échantillons seraient prélevés par les contrôleurs et inspecteurs du travail ainsi que par les médecins du travail.

CANADA.

Le Gouvernement du Canada n'est pas en mesure, pour le moment, de répondre à cette question.

DANEMARK.

Le Conseil du Travail, auquel le Ministère danois de l'Intérieur a communiqué le questionnaire publié par le Bureau international du Travail, déclare qu'il n'est pas jugé nécessaire que des mesures de contrôle spéciales relatives à l'observation de l'interdiction soient édictées au Danemark, les patrons et les ouvriers de l'industrie de la peinture étant très bien organisés.

Espagne.

La réponse du Gouvernement espagnol est ainsi conçue :

Il y aurait lieu d'étudier pendant le délai de mise en vigueur les mesures de surveillance et de contrôle d'une interdiction éventuelle.

Finlande.

La réponse du Gouvernement finlandais est ainsi conçue :

La Finlande ne produit point de céruse. L'interdiction de son importation suffirait donc à assurer de façon satisfaisante qu'il n'en sera pas fait emploi sur le territoire finlandais.

Grande-Bretagne.

La réponse du Gouvernement britannique est ainsi conçue :

L'interdiction — si elle est décidée — devrait être imposée par la loi ou par des règlements qui sanctionneraient les infractions de fortes pénalités. Il faudrait prévoir d'autre part un système d'inspection des établissements où s'exécutent des travaux de peinture : des fonctionnaires nommés par le Gouvernement central ou tout autre autorité compétente, auraient le droit de prélever des échantillons aux fins d'analyse. En outre, les médecins seraient tenus de notifier tous les cas d'intoxication saturnine dont ils auraient connaissance parmi les peintres.

Grèce.

Pour la réponse du Gouvernement grec au questionnaire, voir plus haut, page 14.

Inde.

Pour la réponse à cette question, voir plus haut, 17.

Japon.

Le Gouvernement japonais préconise une interdiction de la fabrication, de l'importation et de l'emploi des couleurs à la céruse et la surveillance des fabriques de céruse.

Norvège.

La réponse du Comité est ainsi conçue :

Les mesures de surveillance et de contrôle de l'application d'une interdiction éventuelle, devraient être confiées aux commissions communales d'hygiène.

Voir également la note figurant à la page 17.

Pays-Bas.

Les mesures de surveillance et de contrôle seraient appliquées en partie par les autorités compétentes d'après les règlements[1] existants et en partie par le Chef de district des inspecteurs du travail mentionné dans la réponse à la première question. L'emploi de la céruse ne devrait être autorisé que pour les travaux bénéficiant d'une permission spéciale. D'après l'article 242 de la loi relative à la prévention des accidents et à l'hygiène industrielle, les boîtes de couleurs, laques, vernis ou lubrifiants, contenant des composés du plomb doivent être pourvues d'une marque évidente, signalant qu'ils contiennent une matière toxique.

Voir également la note figurant à la page 18.

Pologne.

Le Gouvernement polonais déclare que :

Le contrôle de l'interdiction peut être effectué en deux stades : en premier lieu chez les peintres et ensuite dans le commerce.

En ce qui concerne les mesures de contrôle pour l'application de l'interdiction dans l'industrie de la peinture, elles seront, en Pologne, de la compétence des Inspecteurs du travail et des Offices de Santé. Les organes compétents seraient chargés de prélever des échantillons des substances employées par les entrepreneurs en vue de les analyser et de signaler, le cas échéant, les contraventions aux autorités compétentes pour punir les délinquants.

En outre, il y aura lieu de soumettre à un examen médical

---

[1] *Le résumé des renseignements d'ordre documentaire et statistique qui sera publié ultérieurement contiendra des informations sur ces règlements.*

toute personne employée dans l'industrie de la peinture ; la fréquence de cet examen devrait être fixée par la convention internationale. Les résultats de cet examen devraient être inscrits dans un registre spécial tenu obligatoirement dans chaque établissement de peinture. Ce registre devrait être présenté aux autorités chargées du contrôle chaque fois qu'une demande en est faite.

Le contrôle de la vente de la céruse pourrait être assuré par l'application des mêmes prescriptions que celles qui s'appliquent à la mise en vente des poisons.

Royaume des Serbes, Croates et Slovènes.

La réponse du Gouvernement du Royaume des Serbes, Croates et Slovènes est ainsi conçue :

Considérant que l'emploi de la céruse dans la peinture n'est pas à l'heure actuelle interdit dans le Royaume des Serbes, Croates et Slovènes, le Gouvernement n'a encore institué aucun contrôle pour l'application de cette interdiction.

Suède.

La réponse du Gouvernement suédois est ainsi conçue :

L'on ne fabrique pas la céruse en Suède, il semble qu'une interdiction générale d'emploi de ce produit pourrait y être efficacement assurée par la prohibition de son importation. Toutes les fois que des exceptions seraient nécessaires, on pourrait envisager une licence spéciale et, dans ce cas, l'on pourrait prescrire pour l'exercice de cette licence, telles conditions qui pourraient sembler convenables pour la protection des ouvriers.

Suisse.

La réponse du Gouvernement suisse est ainsi conçue :

Si, à l'expérience, le blanc de zinc ou tout autre produit s'avérait de nature à remplacer complètement et sans inconvénient la céruse dans la peinture en bâtiment, il ne serait pas encore possible d'envisager de ce fait une interdiction générale de sa fabrication, de son emploi et de sa mise en vente, mesures qui faciliteraient certainement le contrôle. Il est fait de la céruse d'autres usages encore qu'il est indispensable d'examiner à fond avant de pouvoir préconiser ces prohibitions. Dans ces conditions, le contrôle de l'application, de l'interdiction, de l'emploi de la céruse dans la peinture n'irait pas sans difficulté et nous ne croyons pas devoir formuler des propositions définitives à ce sujet, tant que nous n'aurons pas pu procéder à une étude plus approfondie que celle que nous permettent les données actuellement en notre possession.

Voir également la note figurant à la page 21.

Tchéco-Slovaquie.

La réponse du Gouvernement tchéco-slovaque est ainsi conçue :

Le contrôle visant une interdiction de cette nature est confié aux Inspecteurs industriels et serait en ce qui concerne l'emploi de la céruse tout à fait satisfaisant.

QUATRIÈME QUESTION

4. Si votre Gouvernement n'est pas d'avis d'approuver un projet de convention interdisant l'emploi de la céruse dans la peinture, quelles sont les mesures que vous proposez pour lutter contre les dangers de la fabrication et de l'emploi de la céruse ?

Allemagne.

Voir la réponse à la 1re Question, page 8.

Autriche.

Voir la réponse à la 3me Question, page 29.

Afrique du Sud.

La réponse du Gouvernement de l'Afrique du Sud est ainsi conçue :

En admettant que des dispositions soient adoptées pour assurer des conditions de propreté et de sécurité dans la manipulation de la céruse ou de composés contenant ce produit, le but du questionnaire serait atteint. Les informations précieuses qui résulteront vraisemblablement de la discussion de cette question à la Conférence permettront à l'Afrique du Sud d'arrêter une ligne de conduite définitive.

Belgique.

La réponse du Gouvernement belge est ainsi conçue :

Le projet de convention interdisant l'emploi de la céruse dans les travaux de peinture n'exclut pas la fabrication de ce produit ni son emploi pour d'autres usages. Les règlements en vigueur en Belgique nous paraissent suffisants pour lutter contre les dangers d'intoxication.

Canada.

Le Gouvernement du Canada n'est pas en mesure de répondre, pour le moment, à cette question.

Espagne.

La réponse du Gouvernement espagnol est ainsi conçue :

La science nous offre des conseils qui, s'ils sont rigoureusement observés, peuvent aider à protéger la santé des travailleurs fabriquant ou employant la céruse. Ces conseils s'appliquent non seulement aux installations et aux locaux où se manipule la matière première, mais également à l'hygiène personnelle de l'ouvrier. Les principaux moyens de prophylaxie consistent :

à pourvoir les fabriques et les ateliers d'appareils aspiratoires des matières nocives, et à exiger que les locaux soient proprement et fréquemment balayés et ventilés ;

à rendre mécaniques les opérations de grattage, de triturage et de brossage ;

à interdire le transport des matières poussiéreuses dans des véhicules non clos ;

à aménager les fours servant à la calcination de manière à éviter le dégagement de vapeurs plombifères, soit à l'intérieur, soit à l'extérieur ;

à laver le sol et les murs des ateliers à grande eau toutes les semaines, afin de faire disparaître toutes les particulestoxiques.

En outre, les patrons et les chefs d'atelier devront veiller à ce que les ouvriers laissent leurs vêtements de travail à l'usine avant de sortir ; ces vêtements seront secoués et brossés plusieurs fois par semaine hors des ateliers.

Un registre spécial, tenu à jour par le médecin, indiquera l'origine de l'ouvrier, ses antécédents pathologiques, ses occupations antérieures, son genre de travail et l'état de sa santé.

Conseil aux ouvriers : Il y aurait lieu d'exposer, au moyen d'affiches et de tout autre moyen de propagande, les dangers qu'il y a à ne pas observer l'hygiène du corps, pour tous ceux occupés à la manipulation du plomb pour la fabrication de la céruse. On leur expliquera que l'absorption du produit toxique peut se faire par simple contact avec la peau, mais avant tout par la bouche et le nez, afin qu'ils évitent tout contact inutile avec la matière dangereuse; que tout ouvrier qui rentre chez lui avec les vêtements qu'il portait au travail s'expose lui-même à la contagion ainsi que sa famille. L'alimentation des ouvriers devra être abondante et nutritive. Le laitage devra en former la base et les aliments acides en être exclus ; il faudra affirmer aussi que les bains sulfureux sont des plus utiles pour l'élimination des matières toxiques. L'ouvrier ressentant le moindre malaise devra avoir recours au médecin qui lui indiquera les précautions à prendre et la médication à suivre en l'occurrence.

FINLANDE.

La réponse du Gouvernement finlandais est ainsi conçue :

Si un projet de convention n'est pas adopté, le Gouvernement estime que les mesures suivantes suffiraient pour la prévention du danger saturnin en Finlande : contrôle plus strict des conditions hygiéniques dans les fabriques et dans les ateliers de peinture ; interdiction de la vente de la céruse sous une autre forme que malaxée à de l'huile ; notification obligatoire des cas de saturnisme.

GRANDE-BRETAGNE.

La réponse du Gouvernement britannique est ainsi conçue :

La Commission ministérielle avait exprimé l'avis que si des règlements intervenaient en la matière, ils devraient, pour être efficaces, prévoir les mesures préventives suivantes :

1° Mesures pour éviter ou enlever les poussières ou vapeurs qui se forment au cours du travail et qui contiennent du plomb;

2° Installations suffisantes de lavabos ;

3° Installations de réfectoires ;

4° Mise à la disposition des ouvriers de tabliers, lavés et entretenus en bon état ;

5° Mise à la disposition des ouvriers d'armoires pour ranger les vêtements de travail lorsque l'on n'en fait pas usage et d'armoires ou de vestiaires séparés, éloignés de toute source de poussière plombifère, pour la garde des vêtements de ville enlevés pendant les heures de travail;

6° Limitation des heures de travail ;

7° Visites médicales périodiques avec droit pour le médecin chargé de l'inspection d'ordonner la suspension du travail .

Quelques-unes de ces mesures seraient cependant difficiles à à réaliser ou à imposer.

Grèce.

Pour la réponse du Gouvernement grec au questionnaire, voir plus haut, page 14.

Inde.

Pour la réponse à cette question, voir plus haut, page 17.

Pays-Bas.

Le Ministère du Travail fait observer qu'en ce qui concerne les mesures à prendre pour lutter contre les dangers de l'intoxication saturnine résultant de la fabrication et de l'emploi du plomb, bien qu'il n'existe aucune législation sur cette matière s'appliquant aux peintres en bâtiment, les règlements en vigueur aux Pays-Bas prévoient un certain nombre de mesures spéciales (vestiaires, réfectoires, installations de lavage appropriées, vêtements de travail spéciaux) applicables notamment aux ouvriers employés dans des ateliers où l'on se sert d'une force motrice quelconque ou qui occupent plus de 5 ouvriers. Ces règlements ne s'appliquent toutefois pas à la peinture en bâtiment, car pour ce genre de peinture les substances toxiques ne sont généralement pas employées dans une localité déterminée.

Cependant, des mesures préventives contre le danger saturnin dans la peinture en bâtiment ont été prises ; les dispositions générales pour l'exécution et l'entretien des travaux sous la gestion du Département des Eaux et Forêts prévoient de telles mesures. C'est ainsi qu'en ce qui concerne l'emploi de couleurs à base de plomb et les travaux de ponçage, il est prévu que seules des couleurs non plombiques seront employées à moins que le cahier des charges ne stipule expressément l'emploi de couleurs plombiques. Si l'emploi de la céruse est stipulé, celle-ci doit être transportée à pied d'œuvre après avoir été broyée et malaxée à l'huile. En ôtant les vieilles couches de peinture plombique, il y aura lieu de prendre, si possible, des mesures de prévention du saturnisme. Ces mesures sont stipulées par un grand nombre de communes dans les cahiers des charges, tandis que dans d'autres, notamment celles d'Amsterdam, Harlem, Vlaardingen et Zaandem, l'interdiction absolue de l'emploi de la céruse est prévue. Il en est de même pour la commune de Helder, sauf en ce qui concerne la peinture en bâtiment à l'extérieur.

Le Ministère du Travail estime qu'il est désirable d'appliquer, dans la mesure du possible, à la peinture en bâtiment les mesures susmentionnées et que les dispositions relatives au transport de la céruse broyée et malaxée à l'huile pourraient être sans inconvénient sanctionnées par une loi.

Pour le grattage des vieilles couches de peintures plombiques, chaque ouvrier devrait être astreint à faire usage d'appareils respiratoires et il y aurait peut-être lieu de prévoir une réduction considérable des heures de travail pour ce genre d'opérations.

Le plus sûr moyen de prévenir les dangers du saturnisme est d'amener l'ouvrier à prendre des mesures de précaution lui-même. Pour l'encourager à cet égard, depuis quelques années, il est distribué aux ouvriers peintres un bulletin contenant des recommandations relatives à la prévention du saturnisme.

En dépit d'un contrôle rigoureux les mesures rappelées ci-dessus ne manqueront pas d'être imparfaitement observées, et il est par suite désirable de restreindre l'emploi de la céruse au strict nécessaire.

La loi hollandaise relative à la prévention des accidents du travail et à l'hygiène industrielle prévoit un certain nombre de mesures [1] contre les dangers résultant de la fabrication

---

[1] *Le résumé des renseignements d'ordre documentaire et statistique qui sera publié ultérieurement contiendra des informations relatives à ces mesures.*

de la céruse. Outre les mesures sus-visées, elle recommande le lavage des planchers au moins une fois par semaine, la remise aux ouvriers de vêtements de travail propres chaque semaine, l'interdiction de manger dans les ateliers où l'on fabrique la céruse, l'interdiction d'employer dans l'industrie de la céruse des femmes et des jeunes gens de moins de 18 ans, enfin, l'examen médical mensuel de tous les ouvriers employés dans les fabriques de céruse.

Dans sa réponse, le Ministère du Travail insiste sur les heureux résultats et la valeur de ces examens médicaux. Cette réponse contient, en outre, des informations complémentaires ainsi que des données statistiques sur cette question, qui seront publiées ultérieurement.

Pologne.

Voir également la note figurant à la page 18.

La réponse du Gouvernement polonais est ainsi conçue :

En ce qui concerne cette question, les réponses aux questions précédentes renferment la réponse sur ce point.

Cependant, en tant qu'il s'agit de la fabrication de la céruse, ce sont principalement les travaux de finissage, tels que la mouture, le tamisage et l'emballage de la céruse qui occasionnent le dégagement des poussières et l'intoxication des ouvriers.

Il serait désirable d'établir une réglementation internationale qui concernerait non seulement les femmes et les enfants, comme le fait la recommandation adoptée à Washington, mais toute personne employée aux opérations comportant le traitement des composés plombiques.

Suisse.

Dans sa réponse, le Gouvernement suisse déclare qu'en attendant les résultats des expériences faites au sujet de la possibilité de remplacement de la céruse, il serait utile de fixer par une réglementation internationale les principes par lesquels doivent se fonder les mesures et précautions à prendre pour lutter contre l'intoxication causée par la fabrication et l'emploi de la céruse. Ces principes se résument comme suit :

a) Pour les fabriques produisant ou employant la céruse :

1. Installations et procédés de fabrication répondant aux exigences techniques actuelles. Eviter les poussières et le travail manuel.
2. Installations conformes aux exigences modernes en matière d'hygiène : bains, lavabos, garde-robes permettant de serrer séparément les vêtements de travail et les vêtements de ville, réfectoires ; remise de vêtements de travail nettoyés périodiquement.
3. Visite médicale à l'engagement et périodique pendant la durée de celui-ci.
4. Interdiction de manger et de fumer pendant le travail.
5. Instruction sur l'hygiène et la propreté individuelle.
6. Contrôle par les organes de l'inspectorat des fabriques et de l'assurance-accident et maladie.

b) Pour les entreprises autres que les fabriques et l'industrie du bâtiment :

1. Elimination des éléments impropres au métier de peintre. Conseil dans le choix d'un métier.
2. Instruction sur l'hygiène dans les écoles professionnelles.
3. Mesures de protection : interdiction de l'emploi de la céruse autrement qu'à l'état de pâte, du grattage à sec, de l'emploi directement avec la main pour tous les travaux de peinture, notamment pour le travail d'enduisage ; remise par les employeurs des engins et outils nécessaires pour éviter l'emploi de la céruse avec la main, de surtouts exclusivement affectés aux travaux de peinture et nettoyés périodiquement, des objets et accessoires nécessaires aux soins de propreté après chaque interruption du travail.
4. Avis affiché dans les chantiers et les locaux où se fait la paye, attirant l'attention sur les dangers d'intoxication auxquels des imprudences peuvent exposer les ouvriers et sur les prescriptions d'hygiène à suivre pour éviter le contact du plomb avec la peau et l'absorption des matières et poussières toxiques par les voies respiratoires et digestives (danger en particulier de fumer et de manger pendant et après le travail, sans avoir pris les soins de propreté préalables).

Quant à la question de savoir si ces mesures destinées à lutter contre les dangers de la fabrication et de l'emploi de la céruse devraient faire l'objet d'une convention ou d'une recommandation, nous préférons ne pas lui donner une réponse définitive avant d'avoir pu prendre connaissance de la documentation que les autres Etats pourraient fournir à ce sujet.

Voir également la note figurant à la page 21.

Chapitre II

APERÇU GÉNÉRAL DE LA QUESTION D'APRÈS LES RÉPONSES DES GOUVERNEMENTS

Les réponses des Gouvernements à la première question, — à savoir : s'il y a lieu de soumettre à la Conférence un projet de convention interdisant l'emploi de la céruse dans l'industrie de la peinture, — peuvent se résumer comme suit :

7 pays ont répondu par l'affirmative (Canada, Finlande, Grèce, Japon, Norvège, Pologne, Serbes-Croates et Slovènes).

3 pays ont répondu par l'affirmative, mais en faisant des réserves (Belgique, Pays-Bas, Suède).

3 pays se sont prononcés en faveur d'un projet de convention ne visant que la peinture à l'intérieur (Allemagne, Autriche, Tchéco-Slovaquie).

3 pays ont allégué la nécessité d'un supplément d'enquête (Danemark, Grande-Bretagne, Suisse).

2 pays ont réservé leurs réponses (Afrique du Sud, Espagne).

1 pays a répondu par la négative (Inde).

1 pays a répondu d'une manière incertaine (Roumanie).

Il importe de remarquer que l'emploi de la céruse varie considérablement en importance dans les divers pays qui ont répondu à la question. L'attention a d'ailleurs été attirée spécialement sur ce fait et ses corollaires par les Gouvernements de certains Etats dans lesquels la céruse n'est pas employée communément. Il est, d'autre part, évident qu'en aucun pays les conditions existantes, en ce qui concerne l'emploi de la céruse, ne sont telles qu'elles ne puissent, tôt ou tard, se modifier ; en tout cas, les répercussions économiques et commerciales de mesures éventuelles et l'effort combiné de collaboration exigé de tous les Membres de l'Organisation internationale du Travail en vue d'une amélioration des conditions de travail dans le monde entier, ne permettent à aucun Membre de se désintéresser de questions venant en discussion devant la Conférence.

Il ressort du tableau ci-dessus que les réponses constatent d'une manière presque unanime que l'emploi de la céruse dans la peinture comporte un danger tel qu'il y a lieu, pour la Conférence, d'examiner la possibilité d'adopter un projet de convention à ce sujet : le Gouvernement de l'Inde seul propose qu'une recommandation sur cette question soit soumise à la Conférence. Il convient de remarquer en outre que la réponse du Gouvernement français n'est pas parvenue à temps pour être insérée dans le présent rapport, et que la loi française de 1909 interdit l'emploi de la céruse dans toutes les opérations de peinture en bâtiment.

* * *

Depuis de nombreuses années, on se préoccupe activement des risques graves auxquels sont exposés les peintres faisant usage de céruse, et cette question a fait l'objet de discussions prolongées entre partisans et adversaires du remplacement de cette substance par un succédané. Les problèmes que soulève la question ont, d'ores et déjà, été examinés attentivement du point de vue technique, médical, économique et législatif, mais, jusqu'à présent, aucun accord général n'est intervenu quant à la possibilité d'envisager l'interdiction totale de l'emploi de la céruse dans l'industrie de la peinture.

Cette question soulève deux problèmes principaux : d'une part, le problème médical, qui consiste à définir le danger exact d'intoxication saturnine que peut entraîner l'emploi de peinture à base de plomb ; et, d'autre part, le problème que pose la recherche d'un succédané de la céruse possédant, au point de vue de la technique de la peinture, toutes les propriétés de la céruse elle-même [1].

[1] *Ces deux problèmes seront examinés en détail, du point de vue technique, dans le résumé des renseignements d'ordre documentaire et statistique qui sera publié ultérieurement.*

Il semble que la méthode suivie dans le passé, qui consistait à traiter séparément ces deux problèmes, ait, jusqu'à un certain point, faussé les solutions envisagées pour le problème général de l'interdiction de l'emploi de la céruse dans la peinture, et il appartiendra à la Conférence d'étudier conjointement et avec soin ces deux problèmes de manière à aboutir à une solution. Les progrès accomplis au cours des vingt dernières années, au double point de vue médical et technique, ont eu pour effet que l'on admet, à l'heure actuelle, d'une façon générale, que l'intoxication saturnine constitue une question très importante de l'hygiène industrielle, et qu'il est de plus en plus possible de substituer d'autres substances à la céruse dans l'industrie de la peinture.

L'insuffisance des statistiques relatives aux cas d'intoxication saturnine est admise d'une manière générale ; il semble que ce fait doive être attribué, en partie, aux difficultés matérielles qui s'opposent à l'enregistrement de tous les cas de saturnisme, mais qu'il soit dû plus encore aux formes variées que l'intoxication peut revêtir, notamment à la forme lente, indirecte et sournoise sous laquelle elle se manifeste fréquemment. Les symptômes cliniques du saturnisme ne se bornent pas aux coliques et à la paralysie, et il importe d'insister sur ce fait que l'intoxication par le plomb n'est pas toujours accompagnée de ces deux symptômes pathognomoniques. D'un autre côté, s'il est vrai qu'un examen méthodique révèle les indices de l'imprégnation plombique, on doit se rappeler que l'ouvrier malade n'a en général recours au médecin que lorsque, après plusieurs années d'anémie plus ou moins marquée, se manifestent les symptômes aigus d'une intoxication avancée ; il est donc très difficile de tenir compte du nombre des malades qui, bien que traités pour des affections diverses, ne souffrent, en réalité, que des effets de l'intoxication saturnine.

Personne ne conteste, cependant, que le saturnisme provoque chaque année un nombre assez considérable de décès. Au reste, les enquêtes qui ont été faites par des spécialistes ont démontré clairement que la céruse est une substance extrêmement toxique et que les peintres en bâtiment, et particulièrement les peintres décorateurs, sont sujets à une morbidité élevée et n'offrent qu'une résistance très diminuée aux maladies infectieuses, par exemple la fièvre typhoïde. Cette constatation a convaincu de plus en plus le public de la nécessité d'adopter des mesures prophylactiques plus efficaces ; et c'est la nature exacte de ces mesures spéciales qui, ainsi qu'on le sait, a fait le sujet depuis plusieurs années d'une controverse acharnée.

Il est par ailleurs un fait frappant : c'est que ceux-là même qui, pour des raisons techniques, s'opposent à l'interdiction de l'emploi de la céruse dans la peinture, admettent implicitement le danger de l'emploi de cette substance en appuyant les propositions tendant à ce que l'on mette en vigueur des règlements nombreux et minutieux en ce qui concerne la manipulation de la céruse. Des mesures préventives de ce genre ont donné d'excellents résultats dans les usines, mais il semble qu'elles soient d'une application peu pratique, en raison de leur nature compliquée, de la difficulté et des frais que comporterait leur mise en vigueur, dans le cas des petits établissements et, en particulier, des peintres employés à la décoration intérieure et extérieure des maisons. Il paraît extrêmement difficile de mettre en pratique d'une manière générale, pour les travaux spécialement dangereux (par exemple le ponçage et le grattage), des dispositions telles que la réduction des heures de travail, l'exclusion des apprentis et le port de masques respiratoires. Il serait même difficile d'appliquer, avec toute la rigueur de la loi, des mesures d'un caractère simple, à des groupes d'ouvriers disséminés. Ainsi qu'il est constaté dans plusieurs des réponses figurant au Chapitre III, c'est surtout aux peintres en bâtiment, qui travaillent par petits groupes et se transportent sans cesse d'un lieu de travail à un autre, qu'il apparaît impraticable d'appliquer des mesures préventives du saturnisme, dont le contrôle serait d'ailleurs impossible.

En ce qui concerne le côté technique de la question, c'est-à-dire la possibilité de découvrir un succédané à la céruse, un grand nombre d'expériences, portant sur une période de plusieurs années, ont eu lieu dans divers pays, et des recherches importantes sont poursuivies, notamment en Belgique et en Grande-Bretagne. Sous le rapport de la peinture à l'extérieur, les avis sont toujours partagés. On constate néanmoins que, depuis quelques années, il a été reconnu qu'en de nombreux cas, il n'est pas indispensable de faire usage de la céruse pour la peinture à l'extérieur.

En outre des données fournies par le Comité ministériel de Grande-Bretagne au sujet de l'emploi de la céruse dans la peinture en bâtiment, il y a lieu de signaler tout particulièrement les recherches faites en Belgique et dans les Pays-Bas, et les réponses des Gouvernements de ces deux pays, ainsi que les résultats obtenus en Norvège et en France, en ce qui concerne les substituts de la céruse pour les travaux de peinture à l'extérieur.

* * *

Il est vraisemblable que la première tâche que la Conférence désirera entreprendre, en traitant cette question de l'ordre du jour, sera de déterminer les catégories de travaux de peinture auxquelles l'interdiction pourrait être appliquée. (Voir ce qui a été dit à ce sujet dans l'Introduction, à la page 5.) Dans ce travail de discrimination, la question de la possibilité du contrôle sera un facteur d'une importance primordiale pour faire adopter, soit une forme quelconque d'interdiction, soit au contraire un système de mesures de protection.

Parmi les réponses reçues, celles qui proviennent des Etats où la céruse est employée le plus communément, contiennent l'une ou l'autre des déclarations suivantes :

1° L'interdiction devrait comporter certaines dérogations pour la peinture à l'extérieur, ou dans le cas de certains genres de contrats (Belgique, Pays-Bas).

2° L'interdiction ne devrait viser que la peinture à l'intérieur (Allemagne, Autriche, Tchéco-Slovaquie).

3° La question de la découverte de succédanés satisfaisants de la céruse n'a pas encore été résolue d'une manière définitive, et l'on devrait continuer les recherches techniques à ce sujet (Grande-Bretagne, Suisse).

En ce qui concerne la première rubrique, il est à remarquer que l'introduction dans les contrats de conditions impliquant l'emploi de la céruse dans la peinture serait une des pratiques que la ratification d'un projet de convention sur l'interdiction de l'emploi de la céruse aurait pour effet de rendre impossibles.

Si, d'une part, il est vraisemblable que la Conférence sera disposée à envisager favorablement une proposition tendant à interdire l'emploi de la céruse pour la peinture à l'intérieur, d'autre part, les réponses communiquées par de nombreux Gouvernements indiquent que l'interdiction de l'emploi de la céruse pour tous les genres de travaux de peinture en bâtiment, à l'intérieur et à l'extérieur, ne soulèverait pas de difficultés en ce qui les concerne. Ainsi que nous l'avons déjà fait remarquer, c'est notamment dans le cas des ouvriers employés à la peinture des bâtiments que le danger de l'intoxication saturnine est le plus grand, et, bien que l'on admette que ce danger soit accru lorsque le travail est effectué dans des espaces restreints, à l'intérieur, il semble difficile, dans la pratique, d'établir d'une manière satisfaisante une ligne de démarcation entre les travaux de peinture en bâtiment effectués à l'intérieur et à l'extérieur, et d'exiger que des règlements différents soient appliqués dans chaque cas. Par ailleurs, la céruse est employée relativement peu dans les travaux de peinture en bâtiment à l'extérieur. Néanmoins, la Conférence devra examiner avec un soin tout particulier la mesure dans laquelle l'interdiction devra s'appliquer dans tous les pays, aux différents genres de construction. D'autre part, il semblerait, en tout cas, nécessaire de tenir compte des difficultés qui pourraient surgir dans les cas où il s'agit de repeindre des bâtiments couverts d'une première couche de peinture contenant de la céruse.

Après un examen attentif de l'ensemble de la question, il a semblé que l'avant-projet de convention, préparé en vue de servir de base à la discussion de la Conférence, devait prévoir l'interdiction de l'emploi de la céruse pour les travaux de peinture en bâtiment, à l'intérieur et à l'extérieur, ainsi que l'adoption de mesures hygiéniques spéciales dans tous les cas où l'emploi de la céruse pourrait être permis pour des travaux de peinture autres que la peinture des bâtiments. En ce qui concerne ce dernier point, il a semblé préférable de limiter l'énumération des mesures hygiéniques à quelques dispositions acceptées d'une manière générale et que l'on a estimé pouvoir être adoptées sans difficultés par les Etats Membres de l'Organisation. Au nombre de celles-ci, il y a lieu de citer, comme étant d'une importance particulière, l'interdiction des opérations de ponçage ou de grattage à sec, de transport de la céruse, sous d'autres formes que malaxée avec de l'huile, la déclaration obligatoire des cas de saturnisme et l'institution d'examens médicaux périodiques. Il est à noter que ces mesures figurent au premier rang parmi celles préconisées dans les réponses de nombreux Gouvernements. On n'a pas eu en vue de donner une énumération complète de ces mesures, mais simplement de stipuler celles d'entre elles que les Etats, ratifiant la Convention, seraient tenus de mettre en vigueur ; toute latitude, d'autre part, serait laissée aux pays pour adopter les autres mesures qui raient être appropriées aux travailleurs ou aux conditions particulières.

En conséquence, la principale disposition de l'avant-projet de convention consiste à interdire l'emploi de la céruse pour la peinture en bâtiment. La peinture d'art (sur poterie) et le filage ne peuvent être visés par une disposition de ce genre, mais des règlements précis devraient être établis dans chaque pays pour définir ce que l'on doit entendre par « travaux artistiques de peinture », et ces règlements devraient en outre stipuler toutes les précautions qu'il importe de prendre pour se prémunir contre le danger du saturnisme.

Dans presque tous les pays, un certain délai serait nécessaire pour l'application d'une convention portant interdiction de l'emploi de la céruse dans la peinture. On trouvera ci-dessous un tableau donnant, sous une forme résumée, les réponses qui ont été faites au deuxième point du questionnaire.

L'interdiction pourrait être prononcée :

sans délai	2	(Finlande, Pays-Bas).
aussitôt que possible . . .	1	(Serbes, Croates et Slovènes).
à bref délai	1	(Autriche).
délai de 3 à 6 mois	1	(Allemagne).
délai de 6 mois	1	(Pologne).
délai d'un an	1	(Danemark).
délai minimum de 2 ans . .	2	(Belgique, Suède).
délai minimum de 3 ans . .	3	(Grande-Bretagne, Japon, Suisse, Tchéco-Slovaquie).
délai convenable, mais pas spécifié	2	(Norvège, Espagne).

Il importe cependant de faire ressortir qu'en répondant à ces questions, les Gouvernements ont indiqué le délai qui, à leur avis, devrait être accordé, tout en attirant spécialement l'attention sur leurs réponses à la première question, et sur les conditions qui sont particulières à leur pays. Il est hors de doute qu'un délai d'une certaine durée serait nécessaire pour le changement des méthodes de travail, la transformation de l'outillage et les aménagements d'ordre économique qui seraient nécessaires. En raison, d'une part, des modifications très considérables qu'entraînerait forcément l'adoption d'une telle mesure, et, d'autre part, du fait que, si un projet de convention était adopté, il s'écoulerait au moins six mois avant que l'on ait pu acquérir la certitude que ce projet serait ratifié dans un pays déterminé, il est suggéré que l'on adopte comme délai maximum une période de cinq années, à dater de la clôture de la Conférence.

* * *

Les considérations précédentes ont leur expression dans un avant-projet de convention à soumettre à la Conférence et dont on trouvera le texte dans le chapitre suivant. Les principes fondamentaux sur lesquels il est établi sont les suivants :

1. Le danger particulièrement grand de saturnisme dans la peinture à l'intérieur des bâtiments ;

2. Les difficultés d'application de règlements de protection à de petits groupes d'ouvriers disséminés et changeant constamment de lieu de travail ;

3. L'impossibilité du contrôle en pareil cas ;

4. L'impossibilité d'établir une distinction à cet égard entre les peintres occupés à des travaux à l'intérieur et ceux qui exécutent des travaux à l'extérieur des bâtiments ;

5. Le fait que l'on s'accorde généralement à reconnaître la possibilité d'interdire l'emploi de la céruse dans les travaux de peinture à l'intérieur ;

6. La possibilité toujours plus grande d'utiliser des succédanés pour la quantité relativement réduite de céruse employée dans la peinture extérieure des bâtiments ;

7. L'application de règlements de protection à toutes les autres formes de peinture à l'extérieur pour lesquelles le travail se concentre presque toujours en un lieu déterminé, tel que chantier naval, atelier de chemin de fer, etc., ce qui rend le contrôle possible.

Il convient en outre, à propos de chacun des articles, d'attirer l'attention sur certains points particuliers.

L'article 1er établit le principe général de l'interdiction de l'emploi de la céruse dans la peinture, sous réserve des exceptions et dérogations mentionnées dans les articles 3 et 4. Il a semblé que, pour le choix de la formule d'interdiction, il y avait lieu de considérer la formule recommandée par la

Commission ministérielle anglaise sur l'emploi de la céruse dans la peinture des bâtiments et celle qui figure dans la loi française de 1909.

La première a pour principe l'interdiction de l'emploi en peinture de tout produit contenant plus de 5 % de son poids, à l'état sec, d'un composé de plomb soluble déterminé d'une manière spécifiée. Bien que, pour traiter la question de l'interdiction, cette méthode présente d'indiscutables avantages, il n'est cependant pas possible à la Conférence d'adopter une formule fondée sur cette base, en raison du fait que la question inscrite à l'ordre du jour ne vise expressément que la peinture à la céruse. C'est pourquoi il a semblé nécessaire de recourir, pour la rédaction de l'article 1er, aux termes de la loi française de 1909. Cet article ne stipule donc que l'interdiction de l'emploi de la céruse et de tout produit spécialisé renfermant de la céruse.

La période de transition proposée à l'article 2 est de cinq années. Les raisons pour lesquelles on a fixé ce délai ont été exposées ci-dessus et aucune nouvelle remarque à ce sujet ne semble nécessaire.

L'article 3 prévoit une dérogation totale en faveur de la peinture d'art et du filage. Certains Gouvernements, tels que celui de la Tchéco-Slovaquie, ont indiqué dans leur réponse la nécessité de faire une exception pour la peinture artistique sur verre, poterie, etc. ; en outre, au point de vue technique, il apparaît nécessaire de comprendre au nombre des exceptions certaines formes de peinture décorative où l'emploi de la céruse reste encore indispensable. Le soin de donner une définition précise des formes particulières de travaux visées par cet article est laissé aux autorités compétentes de chaque pays. Ces autorités seraient en même temps chargées de procéder à une surveillance efficace du travail des peintres employant la céruse dans les opérations précitées, surveillance qui aurait pour but de diminuer les risques de saturnisme auxquels ils sont exposés. Un tel contrôle ne semble pas devoir soulever de difficultés en ce qui concerne la peinture d'art sur verre, sur poterie, etc., où le travail s'accomplit dans des ateliers.

L'article 4 est d'une importance particulière, car il prévoit que des dérogations à l'interdiction de l'emploi de la céruse dans la peinture pourront être accordées par les Gouvernements, après consultation des organisations patronales et ouvrières intéressées, lorsqu'il s'agira de travaux de peinture exposés de façon permanente ou continue en plein air, à l'exception toutefois de la peinture à l'extérieur des bâtiments. On voit donc que le but principal du projet est d'instituer l'interdiction de l'emploi de la céruse dans la peinture en bâtiment, tant à l'intérieur qu'à l'extérieur. Sur ce point, les considérations générales de principe se trouvent développées plus haut, mais l'on peut noter ici que l'expression « bâtiment » est employée pour désigner non seulement les maisons, mais tous les types de construction ; c'est ainsi que, par exemple, les bâtiments métalliques d'usines ou d'entrepôts seraient compris dans le terme « bâtiment ». D'autre part, bien que l'interdiction de l'emploi de la céruse dans les travaux sur fer ne paraisse pas devoir soulever de graves difficultés, en partie en raison de son usage extrêmement restreint dans ce genre d'opérations, elle doit cependant, comme on le fait remarquer dans un certain nombre de réponses, faire l'objet d'une étude approfondie, afin de déterminer si certains types de bâtiments, tels que les gares de chemins de fer, n'exigent pas des dispositions spéciales, par suite de la présence et de l'action de fumées et de vapeurs.

Par l'emploi des mots « d'une façon permanente ou continue », on se propose de comprendre dans les opérations faisant objet de dérogations les travaux de peinture, tels que ceux accomplis sur les véhicules de tous types (à l'exception toutefois des véhicules en service sur les voies ferrées souterraines, pour lesquels il sera nécessaire de procéder à une étude technique complémentaire à l'époque de la Conférence), les navires et les ponts.

L'article 5 limite l'application des dérogations autorisées

par l'article précédent, toutes les fois qu'il s'agit de femmes et de jeunes gens de moins de 18 ans. Cette disposition ne semble pas appeler d'explications détaillées ; il convient seulement de rappeler qu'elle est conforme à l'opinion exprimée dans certaines des réponses des Gouvernements, et qu'elle ne constitue qu'une extension logique, en ce qui concerne la céruse, des dispositions de la recommandation de la Conférence de Washington sur le saturnisme.

La base du projet, nous l'avons déjà indiqué, est l'interdiction de l'emploi de la céruse dans la peinture en bâtiment. Pour les autres travaux de peinture, où l'emploi de la céruse peut être autorisé, il convient de procéder par voie de règlements.

L'article 6 prévoit certaines mesures qui, si l'on se reporte aux réponses données par les Gouvernements à la 4me question, doivent rencontrer l'approbation générale. On se propose de rendre ces mesures obligatoires pour tous les Membres qui ratifieront le projet de convention, mais, d'autre part, le mot « notamment » indique que la liste figurant dans l'article ne doit être considérée que comme une énumération des principaux types de mesures de protection, et que cette énumération ne prétend nullement être complète.

Il appartiendra également aux autorités compétentes, au moyen de règlements dans la forme de ceux prévus par l'article 6, d'étendre la protection contre l'intoxication saturnine aux travaux de peinture d'art et de filage, mentionnés à l'article 3.

Enfin, il a paru nécessaire d'insérer un article 7 visant la réfection des peintures, lorsque les anciennes couches ont été faites à la céruse. Ici encore, les dispositions de l'article 6 doivent être applicables. L'article 7 comporte implicitement une dérogation au principe sur lequel est fondé le projet, en tant qu'il prévoit des règlements de protection applicables aux travaux de peinture en bâtiment ; néanmoins il ne semble pas qu'il soit possible, au point de vue technique, de procéder d'une autre façon.

Il est à espérer que les explications qui précèdent auront contribué à éclairer les principes généraux et les points fondamentaux de l'avant-projet de convention dont le texte figure au chapitre suivant.

CHAPITRE III

TEXTE D'UN AVANT-PROJET DE CONVENTION

Le Bureau international du Travail soumet à l'examen de la Conférence l'avant-projet de convention suivant concernant l'interdiction de l'emploi de la céruse dans la peinture.

*Article I*er.

L'emploi ~~dans les travaux de peinture~~ de la céruse et de tout produit spécialisé renfermant de la céruse sera interdit dans les conditions et sous réserve des exceptions prévues ci-après.

Article 2.

Cette interdiction entrera en vigueur cinq ans après la date de la clôture de la troisième session de la Conférence internationale du Travail.

Article 3.

Les dispositions de l'article premier ne seront applicables ni à la peinture d'art ni aux travaux de filage. Chaque Gouvernement déterminera la ligne de démarcation entre ces différents genres de peinture et interdira l'emploi de la céruse ou de tout produit spécialisé renfermant de la céruse en vue de ces travaux, sauf sous forme de pâte ou de peinture prête à l'emploi. L'autorité compétente sera chargée du soin de contrôler l'application des dispositions du présent article, en tenant compte des dispositions de l'article 6 ci-après.

Article 4.

Dans les cas de travaux de peinture exposés d'une façon permanente ou continue en plein air, à l'exception toutefois des travaux de peinture du bâtiment, pour lesquels l'interdiction de la céruse demeure totale, ~~à l'extérieur comme à~~ l'intérieur, le Gouvernement peut, après consultation avec les organisations patronales et ouvrières intéressées, accorder des dérogations aux dispositions de l'article premier.

Chaque Gouvernement fournira, dans le rapport annuel sur l'application de la présente Convention prévu à l'article 408 du Traité de Versailles, à l'article 353 du Traité de Saint-Germain et à l'article 270 du Traité de Neuilly, un exposé détaillé des dérogations accordées en vertu du paragraphe 1er du présent article.

Article 5.

Toutes les dérogations accordées en vertu de l'article 4 ne s'étendent ni aux femmes ni aux jeunes gens âgés de moins de 18 ans.

Article 6.

Dans tous les cas où des dérogations seraient accordées en vertu de l'article 4, l'autorité compétente sera chargée de faire appliquer les règlements d'hygiène nécessaires à la protection des travailleurs contre le saturnisme. Ces mesures comprendront notamment :

1o Interdiction du transport, de la mise en vente et de l'emploi de la céruse, sauf sous forme de pâte ou de peinture prête à l'emploi ; étiquetage des récipients qui la contiennent.

2o Mise à la disposition des ouvriers d'installations spéciales pour les soins de propreté ; surtouts exclusivement affectés au travail, à nettoyer une fois par semaine ; vestiaires, lavabos.

3o Interdiction du ponçage et du grattage à sec.

4o Visite médicale de chaque ouvrier au moment de son engagement ; renouvellement de la visite médicale à intervalles rapprochés.

5o Déclaration obligatoire des cas de saturnisme.

6° Registre spécial pour chaque ouvrier contenant toutes indications utiles sur sa santé, etc.

7° Interdiction de manger et de fumer sur les lieux de travail.

8° Affichage de notices et distribution de brochures exposant le danger du saturnisme et indiquant les mesures de protection à prendre.

Article 7.

Dans les cas où des travaux de peinture nécessiteraient le grattage d'anciennes couches de peinture à base de plomb, l'autorité compétente sera chargée d'appliquer les règlements établis conformément aux dispositions de l'article 6.

TABLE DES MATIÈRES

www.ingramcontent.com/pod-product-compliance
Lightning Source LLC
LaVergne TN
LVHW011959160826
845678LV00002B/622

9782329679235